DE LA CONTAGION

DE

LA PELADE

PAR

M. le D[r] HORAND

Ancien chirurgien en chef de l'Antiquaille.

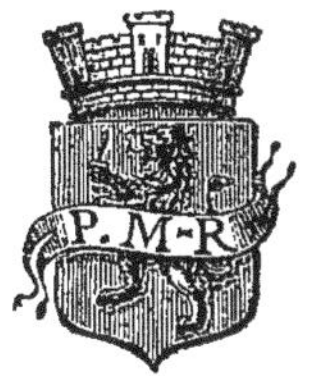

LYON
IMPRIMERIE MOUGIN-RUSAND
3, RUE STELLA, 3

1894

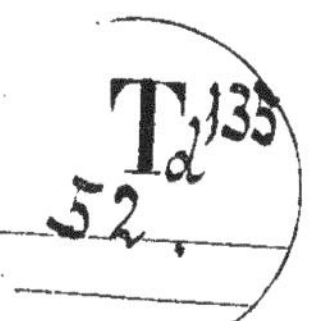

DE LA CONTAGION

DE

LA PELADE

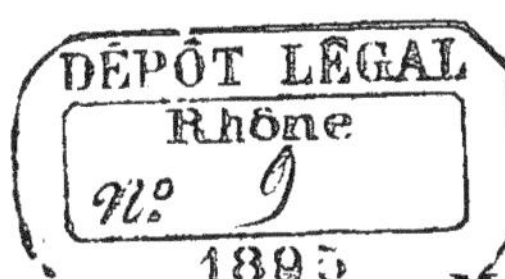

PAR

M. le Dr HORAND

Ancien chirurgien en chef de l'Antiquaille.

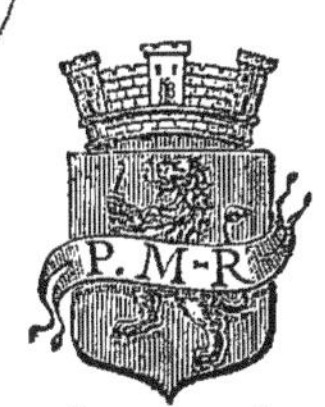

LYON
IMPRIMERIE MOUGIN-RUSAND
3, RUE STELLA, 3

1894

DE LA

CONTAGION DE LA PELADE

La contagion de la pelade est certainement un des points les plus intéressants à étudier de l'histoire de cette maladie, dont la fréquence dans ces dernières années a beaucoup augmenté soit dans la population civile, soit dans l'armée.

Pour la plupart des auteurs français la contagion de la pelade est évidente. M. Tenneson la considère même comme aussi manifeste que celle de la rougeole et des oreillons.

En douter aujourd'hui, c'est passer en France pour un retardataire, et cependant je crois qu'il y a encore des réserves à faire à l'égard de la contagiosité de cette maladie. De plus la considérer comme une teigne me semble une erreur et par suite la pelade ne peut être contagieuse à la manière du favus ou de l'herpès tonsurant.

Je suis porté quant à moi à la regarder comme une trophonévrose, jusqu'à ce qu'on ait découvert son microbe.

Cette manière de voir que je professe depuis 1875 m'a valu, il y a quelques mois, une lettre conçue dans les termes suivants :

« Vous ne croyez pas à la contagion de la pelade. Eh bien, demandez au médecin du 12e bataillon de chasseurs alpins à

Grenoble ou à l'Hôpital militaire, son opinion sur cette question. Vers le 18 mai 1892, une véritable épidémie de pelade a frappé ce bataillon et peut-être la garnison, vous dira-t-il. »

Je n'ai pas vu les chasseurs du 12e bataillon, mais il m'a été donné, grâce à l'extrême obligeance de plusieurs de mes confrères de l'armée, que je suis heureux de remercier ici, d'examiner les soldats de régiments où sévissait la pelade, ce qui me permettra de dire quelques mots de cette maladie dans l'armée.

Quoi qu'il en soit, les preuves scientifiques faisant défaut, les faits sur lesquels s'appuient les partisans de la contagion sont insuffisants pour convaincre.

Ainsi tous les auteurs citent le fait suivant rapporté par Hillairet : « Six employés travaillant dans un même bureau du chemin de fer de l'Est, sont venus réclamer mes soins au pavillon Gabrielle, l'un après l'autre ; tous étaient atteints de pelade. Ces employés avaient dans leur bureau un chat malade, qui perdait tous ses poils et qui était, sans cesse, blotti dans leurs casquettes. Bien que je n'ai pas étudié spécialement l'affection dont ce chat était atteint, il est bien présumable qu'il avait la pelade et que cette pelade s'est transmise à ces employés par leur coiffure. »

Or, on ne peut rien conclure de ce fait, car d'une part, Hillairet avoue n'avoir pas examiné le chat et d'autre part nous savons que la pelade n'existe pas chez les animaux.

On accuse également les coiffures, les objets de toilette, les instruments des coiffeurs et surtout la tondeuse de servir de véhicule à l'élément contagieux, mais on n'a jamais pu recueillir sur ces objets cet élément pour l'ensemencer.

D'après certains auteurs, une plaie légère, une écorchure du cuir chevelu, peut devenir la porte d'entrée du parasite. M. Tenneson déclare avoir suivi de près cette évolution sur un de ses fils, à la suite d'une plaie contuse légère du cuir chevelu faite en jouant dans la cour du collège où existaient quelques cas de pelade. Pas de pansement pendant plusieurs jours.

Cicatrisation rapide. Environ quinze jours plus tard, plaque de pelade typique, grande comme une pièce de deux francs et centrée par la cicatrice. Cette observation ne prouve pas, suivant moi, qu'il y ait eu inoculation d'un parasite et je crois plutôt que la contusion ou la cicatrice elle-même ont déterminé des troubles trophiques périphériques et par suite la chute des cheveux.

J'ai vu beaucoup de cas analogues dans l'armée, c'est-à-dire des cas appelés pelades, ayant au centre une cicatrice ancienne ou récente; toutefois, comme je le dirai plus loin, dans ces cas s'agissait-il de véritables pelades, je ne le pense pas.

En réalité, ce sont des faits cliniques que l'on invoque en faveur de la contagion de la pelade. Ces faits sont nombreux assurément, mais il reste à savoir si leur interprétation est exacte. Or, c'est sur ce point que je me sépare des partisans de la contagion, en me basant sur les données scientifiques connues.

Ces données sont tout à fait contraires à l'idée d'une teigne, et c'est pour cela que je tiens à le rappeler ici. Tout d'abord il est important de bien préciser ce que j'entends par pelade. A cet égard, la description de Bateman me paraît aussi exacte que possible, et la maladie qu'il décrit sous le nom de porrigo decalvans correspond exactement à la maladie qu'on est convenu aujourd'hui d'appeler pelade.

« Cette singulière maladie est caractérisée par des taches plus ou moins circulaires qui rendent chauve la partie sur laquelle elles ont leur siège et sur lesquelles on ne remarque aucun cheveu, tandis qu'elles sont environnées d'un aussi grand nombre de cheveux que dans l'état naturel. La surface du cuir chevelu est, au centre des taches, unie, brillante, et d'une blancheur remarquable. Les aires des taches s'agrandissent progressivement, elles deviennent quelquefois confluentes produisent un état chauve sur une grande partie du cuir chevelu. »

A cette description, il faut ajouter, et c'est là un caractère très important, que les poils tombent par suite de kératinisation, conséquence de l'atrophie des follicules pileux. Le bulbe est recourbé en crosse, ses éléments ne sont plus distincts. Le canal médullaire est rempli d'air.

La pelade ainsi caractérisée ne s'observe pas seulement au cuir chevelu, mais encore à la barbe et dans toutes les régions velues. C'est la contagion de cette affection que je conteste n'en ayant eu jusqu'à ce jour aucune preuve, scientifique ou clinique, dans la population civile du moins, car je me réserve d'indiquer ce que je pense de la pelade dans l'armée.

Au point de vue scientifique, on peut dire que pendant longtemps on a admis avec Bazin, la nature parasitaire de la pelade, localisant tour à tour le champignon dans le cheveu, dans les gaines, dans le follicule pileux, dans l'épiderme ou dans le derme.

Un des premiers j'ai combattu cette opinion en 1875 (1), et démontré que les faits observés par Bazin avaient été mal interprétés par ce savant dermatologiste. J'ai soutenu, à cette époque, et je soutiens encore que la pelade n'est pas due à un champignon, en m'appuyant sur les symptômes de la maladie, sur l'examen microscopique des cheveux, sur l'insuccès des inoculations faites, soit sur l'homme, soit sur les animaux, enfin sur l'altération spéciale du cheveu.

De son côté, M. Nystrom a montré à la même époque que le champignon décrit par Malassez existait à l'état normal sur le cuir chevelu.

En 1888, M. Leloir (de Lille), dans une communication à l'Académie de médecine, déclarait que dans 92 cas de pelade où il avait pratiqué un examen histologique des plus minutieux des cheveux et des squames épidermiques, il n'avait pas une seule fois trouvé de parasites présentant des caractères suffisamment marqués pour pouvoir être supposés pathogènes ou même suspects. Dans un cas, dit-il, j'ai trouvé sur des coupes de cuir chevelu peladique, dans le derme, de petites granu-

(1) *Considérations sur la nature et le traitement de la pelade*, 1875.

lations que l'on aurait pu prendre pour des micrococci et qui présentaient les caractères du parasite de la pelade, récemment décrit par Robinson. Un examen approfondi m'a convaincu qu'il ne s'agissait pas de micrococci, mais des Mastzellen de Ehrlich ou de granulations de matière colorante précipitée (1).

En 1891, dans une conférence faite à l'hôpital Saint-Louis, M. Thibierge avoua qu'à l'heure actuelle, le vrai parasite de la pelade est encore inconnu (2).

C'est l'opinion que l'on trouve également exprimée dans l'ouvrage de M. Butte sur les teignes, ainsi que dans le traité clinique de dermatologie de M. Tenneson.

Plus récemment encore, M. Sabouraud, dont on ne peut contester l'autorité, disait: nous ne pouvons pas, il est vrai, montrer le parasite, mais nous pouvons dire qu'il n'est probablement pas dans le cheveu, qui ne présente que des lésions atrophiques ; la lésion paraît être purement dermique.

Aujourd'hui, personne ne croit plus à l'existence d'un champignon dans la pelade. Ce n'est donc pas une teigne et j'étais dans le vrai en combattant en 1875 l'opinion de Bazin et de son école.

On se demande actuellement si l'altération du poil qui caractérise la pelade ne doit pas être attribuée à un microbe.

Des recherches ont été déjà faites dans ce sens, et plusieurs auteurs ont cru avoir trouvé un microbe particulier, spécial à cette maladie. Thin en 1882, von Sehle en 1885, Nimier, Vaillard et Vincent ont signalé un diplocoque siégeant entre le bulbe et le follicule pileux, mais ce microbe n'est pas spécial à la pelade, car il se trouve également sur la peau saine.

D'ailleurs, on comprend difficilement la présence d'un microbe dans le follicule pileux qui ne se révèle par aucune réaction apparente sur la peau.

Aussi, est-on conduit à avouer qu'il est impossible de mettre

---

(1) *Semaine médicale*, 1888, p. 255.
(2) *Annales de médecine*, 1891, p. 370.

en évidence l'existence d'un agent pathogène, mucédiné ou microbe. Cette opinion est nettement formulée dans les ouvrages de dermatologie les plus récents.

Il était important de savoir si la pelade existe chez les animaux, ainsi que l'ont affirmé quelques auteurs, certaines maladies cutanées pouvant se transmettre de l'animal à l'homme.

M. Besnier dit, en effet, que chez les animaux domestiques, cheval, chien, chat, etc., la pelade n'est pas rare et sa transmission à l'homme au moins vraisemblable. A l'appui de cette manière de voir viendrait aussi le fait signalé par Hillairet, ainsi que le cas de Mégnin, dans lequel un cheval aurait communiqué la pelade à l'homme, mais dans ces deux cas le diagnostic de la maladie de l'animal incriminé n'est pas ferme.

Contrairement à ces assertions, je puis citer l'opinion de M. Sabouraud, qui déclare que l'on n'observe pas de vraie pelade chez les animaux, ainsi que les inoculations négatives que j'ai faites en 1875. De son côté, M. Leloir a inoculé dix cobayes, six lapins, deux chiens et cinq chats avec des cheveux et des raclages épidermiques recueillis au niveau des régions peladiques. Aucun de ces animaux n'a présenté le moindre signe de pelade. De plus, j'ai cru devoir m'informer auprès de plusieurs professeurs de notre école vétérinaire, si cette maladie existait chez les animaux, et tous m'ont répondu qu'ils ne se souvenaient pas en avoir observé des exemples.

On est donc, je crois, autorisé à soutenir que la pelade est une maladie spéciale à l'espèce humaine, ce qui est contraire à l'idée d'une teigne analogue au favus ou à l'herpès tonsurant, car toutes deux sont communes à l'homme et aux animaux.

Elle ne semble pas non plus pouvoir se transmettre expérimentalement de l'homme à l'homme, de la même façon qu'une maladie parasitaire.

En effet, à la Société de dermatologie de St-Pétersbourg, dans la séance du 28 mars 1892, M. Manassénie a rapporté qu'un élève, d'une école militaire étant atteint de pelade du cuir chevelu, de la barbe, des cils et de la cuisse droite, il lui rasa les cheveux et, avec un de ses collègues, les mirent dans leurs bonnets de nuit. Ils dormirent, ayant ces bonnets sur la tête et ni lui, ni son collègue n'ont contracté la pelade (1).

Au point de vue scientifique tout semble donc démontrer que la pelade n'est pas une maladie parasitaire et par suite, ne doit pas être contagieuse.

Le traitement lui-même plaide en faveur d'une maladie non parasitaire.

Ce ne sont pas, en effet, les antiseptiques qui réussissent le mieux contre la pelade, mais les excitants, les irritants des follicules pileux, quels qu'ils soient, employés toutefois concurremment avec un traitement général reconstituant auquel j'attache la plus grande importance.

Le rasage fréquemment répété des parties malades, le raclage avec une curette ou une lame de couteau, les vésicatoires, la teinture de thapsia et surtout l'huile de croton que je recommande depuis 1875, dont l'emploi fait avec méthode, n'offre aucun danger, tels sont les moyens auxquels on a recours avec succès pour combattre la pelade.

Le fait suivant est des plus instructifs à cet égard. Un jeune homme, porteur de plusieurs plaques de pelade sur le cuir chevelu, suit sans succès pendant de longs mois divers traitements, ayant pour base les antiseptiques, puis un jour il tombe se fait une excoriation du cuir chevelu au niveau d'une des plaques de pelade et il voit alors les cheveux repousser sur cette plaque au fur et à mesure que l'excoriation se cicatrise, tandis que les autres plaques de pelade persistent.

Au contraire, lorsqu'il s'agit d'une maladie parasitaire, comme le favus ou l'herpès tonsurant, une excoriation de la peau, loin de faciliter la guérison de la maladie, ne fait que favoriser son extension.

(1) *Annales de dermatologie*, 1894, p. 482.

Il me reste maintenant à examiner la contagion de la pelade au point de vue clinique.

Cette maladie, plus fréquente chez l'homme que chez la femme, mais étant commune aux deux sexes, devrait être susceptible de se transmettre de l'un à l'autre. Or, je l'ai rencontrée plusieurs fois chez l'un des conjoints, et je ne l'ai jamais vue se communiquer à l'autre.

Malgré sa fréquence qui a beaucoup augmenté dans ces dernières années, je l'ai toujours observée à l'état de cas isolés dans les familles et les écoles.

Sur 66 cas que j'ai été appelé à traiter depuis 1890, je n'ai jamais vu un malade, dans une famille ou dans une pension, transmettre sa maladie à ses parents ou à ses camarades. Bien souvent, cependant, le même peigne servait à plusieurs membres de la famille, ou le malade ne couchait pas seul.

Je me bornerai à citer les faits suivants, comme exemple du peu de contagiosité de la pelade.

M. A..., âgé de 36 ans, tisseur, est atteint depuis deux ans, d'une pelade du cuir chevelu et de la barbe. Marié, il a six enfants. Or, la brosse dont il se sert pour ses cheveux, est employée aussi pour nettoyer le peigne de sa femme et de ses enfants, et cependant personne n'a contracté sa maladie.

M. B..., officier de cavalerie, quoique ayant une pelade de la barbe, a continué à se laisser embrasser par sa femme et ses enfants et ne les a pas contagionnés.

M. J..., âgé de 39 ans, présente cinq plaques de pelade sur le cuir chevelu. Son peigne sert pour sa femme et son fils, âgé de 9 ans ; il se fait tailler les cheveux avec une tondeuse qui sert également à son fils. Néanmoins il n'a pas transmis sa maladie.

L'enfant C..., âgé de 7 ans, est atteint, depuis 18 mois, d'une pelade du cuir chevelu, qui actuellement a envahi toute la région sous-occipitale. Son peigne sert à sa mère et à d'autres enfants, dont deux sont plus jeunes et deux plus vieux que lui. Il couche avec un de ses frères qui a dix ans. Or, dans la famille lui seul a la pelade.

Sans doute, je n'ignore pas que plusieurs de mes confrères assurent avoir observé des cas manifestes de contagion, mais sans vouloir les discuter, je me demande si leur interprétation est bien la vraie et leur enquête exacte.

Ce que je puis affirmer, c'est que, d'après mes observations personnelles, la clinique ne démontre pas d'une manière évidente que la pelade soit contagieuse dans les familles ou dans les écoles. Aussi, n'ai-je jamais fait isoler les malades que j'ai été appelé à traiter et je n'ai pas eu à le regretter.

En est-il de même dans l'armée où la pelade est très fréquente et sévit sous forme d'épidémie ?

On a cité des régiments dans lesquels le nombre des soldats malades dépassait le chiffre 100, ce qui semblerait bien indiquer que la maladie est contagieuse. Mais tout d'abord est-ce la pelade qui règne dans les régiments ?

Dans la crainte d'une épidémie, on isole dans l'armée tous les hommes qui ont une alopécie ressemblant à la pelade, quelle que soit son étendue, et l'on a parfaitement raison. Cet isolemenf permet, en effet, de mieux examiner et de surveiller de près les malades. Dès lors, il n'est donc pas étonnant que les malades soient nombreux, mais ils n'ont pas tous la pelade. Parmi eux, il y a certainement des cas de *pelade vraie*, toutefois ils sont en petit nombre. Ce sont des hommes arrivés au régiment depuis peu de temps, dont on découvre l'affection en taillant les cheveux. Quant aux autres malades et ce sont les plus nombreux, ils semblent être atteints de fausse pelade. Les plaques d'alopécie, en effet, sont petites, lenticulaires. Le cuir chevelu à leur niveau est d'un bleu grisâtre. Les cheveux à la périphérie s'arrachent avec facilité et sont entourés de la gaine du fallicule, comme dans le sycosis. Le bulbe est gonflé et non atrophié. Il n'est pas coudé en crosse.

Quant au résultat de l'examen microscopique, je ne puis encore exactement dire ce qu'il donne au point de vue de la nature parasitaire de la maladie, mes examens n'étant pas assez nombreux et quelques-uns ayant laissé des doutes dans mon esprit.

Toutefois, il me semble qu'il s'agit dans ces cas non pas de la pelade, mais d'une *folliculite décalvante*, peut-être de la maladie décrite sous ce nom par M. Brocq et qui est de nature parasitaire, ce qui expliquerait sa contagion.

C'est principalement depuis que l'on se sert de la tondeuse pour les soldats, que l'on voit des plaques d'alopécie, se produire en grand nombre chez eux.

Quel rôle joue cet instrument ? Sert-il au transport d'un parasite ou d'un microbe ? irrite-t-il simplement le cuir chevelu en arrachant des cheveux, comme cela arrive souvent ? Je l'ignore.

Quoi qu'il en soit, de nouvelles recherches, des cultures surtout, sont nécessaires pour trancher cette question qui me paraît très importante à résoudre au point de vue de l'armée.

En résumé, la contagion de la pelade est loin d'être démontrée, ainsi que l'affirment certains auteurs et je crois pouvoir terminer les considérations que je viens d'exposer, par les conclusions suivantes :

Sous le nom de pelade, on confond au moins deux maladies bien différentes : 1° la pelade vraie, le porrigo decalvans, maladie non parasitaire et non contagieuse; 2° la folliculite décalvante, fréquente dans l'armée, qui paraît être contagieuse, mais dont le parasite n'est pas encore connu.

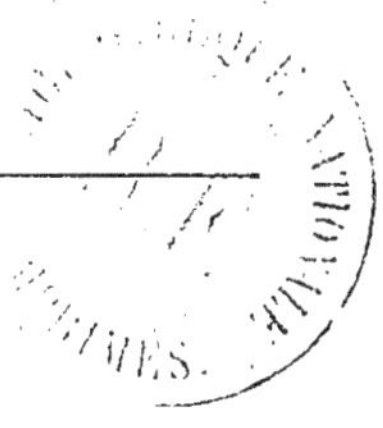

Lyon. — Imp. Mougin-Rusand, rue Stella, 3.

www.ingramcontent.com/pod-product-compliance
Ingram Content Group UK Ltd.
Pitfield, Milton Keynes, MK11 3LW, UK
UKHW020501220726
13923UKWH00006B/2685